AF332008

QUELQUES MOTS

SUR

L'HOMŒOPATHIE,

PAR

LE Dʳ CORTIES.

MONTAUBAN,

IMPRIMERIE FORESTIÉ NEVEU, RUE DU VIEUX-PALAIS.

1861.

AVANT-PROPOS.

—

QU'EST-CE QUE L'HOMŒOPATHIE ?

Telle est la question qui nous a été adressée par bon nombre de personnes, et à laquelle nous croyons devoir répondre par écrit, dans l'espoir de nous faire mieux comprendre et de faire apprécier à sa juste valeur la doctrine d'Hahnemann.

Loin de nous de faire étalage d'érudition. Nous supprimerons donc, dans cet opuscule, tout terme technique, et nous nous mettrons à la portée de toutes les intelligences, dans l'unique but d'éclairer nos lecteurs et de tâcher de leur faire voir où est la vérité et où peut être l'erreur.

QUELQUES MOTS SUR L'HOMŒOPATHIE.

I. — Qu'est-ce que l'Homœopathie :

C'est l'art de guérir promptement et sûrement par l'emploi de médicaments qui n'ont rien de désagréable, et qui produisent chez l'homme sain les mêmes symptômes que ceux qui sont inhérents à la maladie.

Avant de raconter comment les Homœopathes furent conduits à traiter *les semblables par les semblables*, nous jetterons un coup-d'œil rétrospectif sur la thérapeutique et la matière médicale de l'ancienne école.

Depuis deux mille ans, les médecins de tout temps ne se laissant guider que par leurs opinions personnelles, ont entassé doctrine sur doctrine, matériaux sur matériaux. Tous les vingt ou trente ans, nous voyons nos écoles changer d'idées, avec de nouveaux maîtres ; mais tous ces divers systèmes ne se sont produits que pour prouver leur impuissance et tomber dans l'oubli. Si l'on en parle encore, c'est seulement pour mémoire.

Est-ce à dire que la thérapeutique de l'ancienne école est impuissante à guérir ? Non certes : lisez plutôt la quatrième page des journaux, et vous serez édifiés sur l'infaillibilité des remèdes qui y sont annoncés comme devant opérer des guérisons sûres.

A ce propos, l'un de nos savants professeurs nous disait très-souvent en entrant dans son service : « Al-
» lons ! voilà encore quinze ou vingt médicaments nou-
» veaux pour tel cas de maladie. Ce n'est pas que nous
» en soyons plus avancés pour cela. Et cependant,
» d'après leurs inventeurs, tous ces remèdes doivent
» amener une guérison. Nous n'avons donc qu'à fermer
» les yeux et à en prendre un au hasard ; tant mieux
» pour le pauvre malade s'il réussit. »

Revenant au sérieux, nous sommes obligés de reconnaître que la matière médicale et la thérapeutique officielles sont un véritable chaos, un vrai dédale , où , pour se guider, on aurait besoin du fil d'Ariane , c'est-à-dire d'une loi fondamentale , d'où l'on pût tirer des inductions pour tous les traitements des différentes maladies.

Ce n'est pas là une assertion hasardée , mais bien la conséquence des aveux faits par des célébrités médicales.

Sthal, parlant de la thérapeutique allopathique (de la médecine ordinaire), s'exprime ainsi : « Je voudrais « qu'une main hardie entreprît de nettoyer cette étable « d'Augias; j'ose pénétrer dans cette science peuplée « d'erreurs, où la langue est aussi défectueuse que la « pensée, où tout est à refondre , les principes comme « la matière. »

« Hélas ! dit *Girtanner* , qui parviendra à découvrir « le peu de bon grain perdu dans l'immense fumier « que les médecins entassent depuis deux mille ans ! » (*Discours du député Wolf à la chambre des représentants de Hesse, en* 1839).

Barthez ne croyait pas à la médecine. « Nous som-« mes, dit-il, des aveugles qui frappons avec un bâton « sur le mal ou sur la maladie ; tant mieux pour le « patient si c'est le mal que nous attrapons ! »

L'illustre *Bichat* s'écrie : « La matière médicale est « de toutes les sciences celle où se peignent le mieux « les travers de l'esprit humain. Que dis-je ? ce n'est « pas une science , c'est un mélange informe d'idées « inexactes, d'observations puériles , de moyens illu-« soires , de formules aussi bizarrement conçues que « fastidieusement assemblées. On dit que la pratique « de la médecine est rebutante ; je dis plus : elle n'est « pas, sous certains rapports, celle d'un homme rai-

« sonnable, quand on en puise les principes dans la
« plupart de nos matières médicales. » (*Anatomie générale, Considérations générales.)*

Rostan est de l'avis de Bichat : « Chaque dénomina-
« tion de médicaments, chaque formule même est une
« erreur. » (*Cours de Médecine clinique.* tome 1).

Ecoutez, maintenant ce que pense, de nos jours, la
Faculté de Paris :

M. le professeur agrégé *Marchal de Calvi* écrivait
dans la *France Médicale et Pharmaceutique* de 1855 :
« Nous construisons une tour de Babel, ou plutôt nous
« n'en sommes pas même là ; nous ne construisons
« rien ; nous sommes dans une vaste plaine où se croi-
« sent une multitude de gens : ceux-ci portant des
« assises, ceux-là portant des cailloux , d'autres des
« grains de sable, mais personne ne songe au ci-
« ment ; nulle part le terrain n'est creusé pour rece-
« voir les fondations de l'édifice ; et quant au plan
« général de l'œuvre , il n'est pas même esquissé.......
« La doctrine la plus générale qui existe est la doctrine
« homœopathique ; cela est étrange et douloureux ;
« c'est une honte pour la médecine , mais cela est......
« Cette doctrine est la plus compréhensible. »

M. *Bouchardat*, professeur à la Faculté de médecine
de Paris , dit dans son *Manuel de matière médicale
thérapeutique et de pharmacie* , page 9 : « Que la
« science médicale n'est pas faite, et qu'elle est pour
« ainsi dire toute à édifier. »

M. *Malgaigne*, dans la séance tenue à l'Académie de
médecine le 8 janvier 1856, s'exprime en ces termes :
« Absence complète de doctrine scientifique en méde-
« cine ; absence de principes dans l'application de l'art ;
« empirisme partout, voilà l'état de la médecine. »

On lit dans le tome I, page 11 , du *Guide du Mé-*

decin praticien de M. *Valleix* : « Que de regrets on
« éprouve en voyant tant d'études, de veilles, de génie,
« d'épreuves , pour obtenir d'aussi faibles résultats !
« Que d'erreurs pour quelques vérités. »

Tel est l'état de la médecine allopathique , et tel il
était, lorsque, vers la fin du siècle dernier, un médecin
allemand du nom d'Hahnemann remarqua , en lisant
les effets du quinquina, que cette substance produit
des symptômes fébriles intermittents, de même que la
maladie contre laquelle on l'administre. Soudain une
idée lumineuse jaillit dans son cerveau; il se demande
s'il n'en serait pas de même pour tous les autres médicaments. Aussitôt, il en essaie quelques-uns sur lui-
même et en analyse les effets avec le plus grand soin.
Confiant dans sa découverte , il n'hésite pas , lorsqu'il
est appelé près d'un malade , à lui prescrire le médica-
ment qui a produit sur lui-même les symptômes carac-
téristiques de la maladie qu'il a à traiter.

La confiance de Hahnemann ne fut pas trompée, car
tous ses malades guérirent parfaitement , et dès-lors
une loi fondamentale thérapeutique était trouvée. Les
disciples d'Hahnemann imitèrent leur maître et obtin-
rent les mêmes résultats que lui.

C'est la réunion des symptômes produits par les
médicaments sur l'homme sain qui a formé notre matière médicale, et la nouvelle thérapeuthique a été fon-
dée sur une loi unique, universelle pour tous les cas :
Guérison des semblables par les semblables.

Continuant ses expériences, Hahnemann découvrit,
en outre, que , en donnant ses médicaments à faible
dose , en les réduisant de plus en plus, en les atté-
nuant, il obtenait des guérisons souvent bien plus
promptes qu'avec des doses massives : de là l'emploi des
doses infinitésimales.

II. — Des objections que l'on fait contre l'Homœopathie.

Si vous parlez de l'Homœopathie à un médecin ordinaire ou à beaucoup de personnes du monde , les uns vous riront au nez; d'autres vous diront que nos médicaments, employés à de trop faibles doses , n'agissent pas ; d'autres enfin, que nous n'agissons que sur l'imagination des malades.

A. Quant à messieurs les rieurs, nous ne pouvons les prendre au sérieux, le rire n'étant que l'argument de l'ignorance.

B. Pour ce qui est de nos doses infinitésimales, rien, en effet, ne paraît plus incompréhensible que la rapidité et l'efficacité avec lesquelles elles réagissent sur l'organisme. Nous dirons avec le docteur Escallier, que si ce vers :

Le vrai peut quelquefois n'être pas vraisemblable !

doit trouver quelque part son application , c'est bien dans ce cas.

Nous n'en finirions pas si nous voulions rappeler tout ce qui a été écrit d'après l'observation en faveur des doses infinitésimales. Les allopathes ne peuvent croire à leur puissance, parce qu'ils partagent l'erreur dans laquelle est tombé *Orfila* en avançant que *les molécules inaccessibles aux réactifs sont sans effet sur l'organisme humain.*

Et quel est le chimiste qui a pu analyser les émanations mortelles du mancenillier, les miasmes générateurs de la peste, de la suette, de la petite vérole, du typhus, de la fièvre jaune, des fièvres paludéennes, du choléra? Niera-t-on ces émanations , ces miasmes , par cela seul qu'ils sont inaccessibles aux réactifs? Non, certes ; car une désastreuse expérience n'a que trop prouvé leur existence et leur funeste effet sur l'organisation humaine.

Il faut donc le reconnaître, il existe des molécules réfractaires à l'analyse, et qui cependant affectent d'une manière sensible l'organisme humain, et de ce nombre sont les médicaments homœopathiques, réduits par des procédés pharmaceutiques spéciaux à l'état atomistique.

Que ces médicaments produisent des guérisons sûres et rapides, c'est ce dont le premier médecin venu peut se convaincre *par des expériences consciencieuses*, en traitant par l'homœopathie *des pneumonies, des scrofules les ulcères les plus hideux, les plus rebelles, et même ceux prétendus incurables.*

C. Nous dirons à ceux qui prétendent que nous ne guérissons qu'en agissant sur l'imagination des malades : Pourquoi l'autre médecine n'en fait-elle pas autant ? Nous leur demanderons aussi si l'imagination joue un grand rôle dans le traitement des jeunes enfants atteints de la coqueluche ou du croup, et guéris par le seul emploi des globules.

D. On a entendu, par-ci, par-là, quelques facétieux essayer de tuer l'Homœopathie en disant : Je me charge d'avaler toute une pharmacie homœopathique, sans que j'en éprouve le moindre effet. A cela, nous répondrons d'abord que, tous nos médicaments agissant différemment sur l'économie, leurs effets se détruisent mutuellement, et nous ajouterons ensuite que c'est là un des bienfaits de l'Homœopathie. On doit distinguer dans chaque substance la faculté toxicante (de pouvoir empoisonner), et la faculté médicatrice. Nous avons, en diminuant nos doses, enlevé à la substance ses propriétés nuisibles, tandis que, par la trituration et les succussions répétées, nous avons développé ses propriétés médicatrices. Du reste, monsieur le facétieux, vous fournissez un argument en faveur de l'innocuité des médicaments homœopathiques, et vous vous garderiez bien d'avaler le moindre flacon d'une pharmacie allopathique.

III. — Des avantages de l'Homœopathie.

1° Grâce à la loi fondamentale découverte par Hahnemann, le médecin homœopathe sait d'avance, dans tous les cas, les effets que produit son remède. Tant s'en faut qu'on en puisse dire autant de l'allopathie ! Quand, dans un traitement, un médecin allopathe a formulé son ordonnance composée de trois, quatre ou cinq médicaments, sait-il, *à priori,* auquel d'entre eux il devra la guérison ! Hélas ! il ne pourra qu'avouer son ignorance à ce sujet !

2° Nos médicaments, administrés à des doses infinitésimales et agissant, par leur extrême subdivision, sur l'ensemble de l'économie, ne sauraient y produire des désordres. Les médicaments, administrés à des doses massives, que font-ils ? Est-ce qu'ils agissent directement sur la maladie ? Non. La plupart du temps ils ne font que substituer une maladie factice médicamenteuse, qui, par sa force, doit l'emporter sur la maladie proprement dite. Croyez-vous que les secousses résultant de cet antagonisme, que ces maladies factices imposées à l'organisme n'affaiblissent pas la santé du malade, quand toutefois elles ne le tuent pas ?

3° Une dernière considération enfin, qui devrait faire préférer l'homœopathie à l'allopathie, c'est la suivante : faites appeler en consultation plusieurs médecins : *autant de médecins, autant d'opinions différentes.* Pauvre malade, pour lequel optera-t-il, lorsque chacun d'eux condamne l'opinion de ses confrères et prétend connaître seul la manière de le sauver ! Et pourtant, ces faits-là se passent tous les jours dans la pratique !

Faites appeler, au contraire, dix, vingt, trente homœopathes; s'ils analysent tous avec le même soin les symptômes de la maladie, ils vous ordonneront tous les mêmes médicaments.

Maintenant, quelques personnes disent : l'Homœopathie passe; son temps est fini comme celui des autres doctrines. Ecoutez ce que M. Amédée Latour, allopathe et rédacteur en chef de l'*Union médicale* écrit dans son numéro du 5 février 1853 : « Mes chers confrères,
« l'Homœopathie *gagne du terrain; le flot monte, monte*
« *à vue d'œil.* La voilà, dit-on, avec la jeune et belle
« impératrice, entrée dans le palais de César. De temps
« en temps, nos sociétés voient s'éloigner de leur giron
« des membres jusque-là restés fidèles. Le mois dernier
« encore, une de ces sociétés a été affligée par une
« lettre de démission, basée *sur une désertion vers l'Ho-*
« *mœopathie,* et adressée par un confrère qui *avait*
« *donné des gages à la science sérieuse.* Où allons-nous !
« où allons-nous !

« Amédée LATOUR. »

M. Latour avait raison de jeter l'alarme. Depuis huit ans, les désertions se sont prodigieusement multipliées dans le camp allopathe, et l'homœopathie n'a fait que marcher et progresser. Déjà Paris compte plus de 150 médecins homœopathes, et il n'y en a pas mal aussi dans les départements. Encore un peu de temps, et l'Homœopathie triomphant du mauvais vouloir de la médecine officielle, aura, comme sa rivale, ses chaires et ses hôpitaux.

www.ingramcontent.com/pod-product-compliance
Lightning Source LLC
LaVergne TN
LVHW050212060720
842525LV00007B/2813